Le collège de la cité

Coéditée par les Éditions Le Pommier et la Cité des sciences et de l'industrie, la collection « Le collège de la cité » reprend, chaque année, une douzaine des conférences données dans le cadre du *Collège de la Cité des sciences et de l'industrie.*

Dans le même esprit – construire les outils d'une culture scientifique partagée et nourrir le dialogue science/société –, les textes, simples et originaux, sont élaborés spécialement pour la collection, sous la forme de petits ouvrages accessibles.

mise en pages : Marina Smid
relecture : Valérie Gautheron

N° ISBN 2-7465-0204-6
Éditions Le Pommier, 239, rue Saint-Jacques, 75005 Paris

Jean Delbeke

Des prothèses pour le cerveau

Éditions
Le Pommier

cité des sciences & de l'industrie

Préface

Pour se libérer des contraintes de la nature, l'homme a inventé des prothèses amplifiant les fonctions de son corps. Pour courir plus vite, voir plus loin ou plus près, protéger son corps, lancer des flèches, écrire, regarder ou entendre à distance. Aujourd'hui, les prothèses du cerveau ouvrent de nouvelles voies au développement des capacités humaines. L'ordinateur lui-même est une prothèse de la mémoire, un accélérateur du traitement des informations, un connecteur de réseaux. Mais les progrès des biotechnologies, des nanotechnologies et des infotechnologies permettent désormais une miniaturisation des puces et des circuits électroniques les rendant implantables et même biocompatibles. On le voit aujourd'hui avec les implants et stimulateurs cardiaques, les défibrillateurs, ou encore les implants cochléaires et rétiniens améliorant l'audition ou la vue de personnes handicapées. Des implants cérébraux permettent de lutter contre la maladie de Parkinson, des pancréas artificiels produisent l'insuline nécessaire aux diabétiques. Mais un pas de plus a été franchi il y a une dizaine d'années, grâce à une nouvelle discipline que j'ai appelée, dès 1981, la « biotique », mariage de la biologie et de l'informatique permettant de développer de nouvelles interfaces entre le cerveau et les ordinateurs. Une symbiose est en train de se créer entre le corps et les machines.

Comme le décrit très clairement Jean Delbeke, les frontières entre le biologique, le mécanique et l'électronique s'estompent. Les travaux qu'il décrit, de John Chapin sur les rats ou de Miguel Nicolelis sur les singes, montrent que ces animaux peuvent communiquer directement avec des ordinateurs ou des bras robotiques, non par la « pensée », mais grâce à des séries d'électrodes placées en certains endroits du cerveau, les impulsions neuronales correspondant aux mouvements souhaités par l'animal étant décodées par un ordinateur et transformées en actions mécaniques. Les prothèses cérébrales entrent ainsi en symbiose avec un environnement fait de machines ou de robots. D'autres chercheurs travaillent sur des « neuropuces » directement connectables à des zones du cerveau comme l'hippocampe, offrant de nouveaux espoirs aux personnes ayant subi de graves traumatismes crâniens par suite d'accidents. Mais la prudence s'impose face à de tels développements scientifiques et techniques, comme le fait très justement remarquer Jean Delbeke : un fossé éthique existe entre l'homme « réparé », l'homme « transformé » et l'homme « augmenté ». Les puces et les implants permettent théoriquement d'augmenter les fonctions cérébrales ou métaboliques d'une personne en bonne santé disposant de moyens financiers suffisants pour s'offrir les dernières avancées en matière de prothèses neuronales, sensorielles ou métaboliques. Avec l'immense risque de créer des « sous-hommes » et des « surhommes ». Des Alphas et des Gammas, comme les appelait déjà Aldous Huxley dans *Le Meilleur des mondes*.

Le regard de Jean Delbeke sur les prothèses du cerveau est à la fois réaliste, lucide et bien documenté, mais il nous incite aussi à placer des barrières « infoéthiques » aux bons endroits et au moment approprié, afin d'éviter toute dérive préjudiciable à l'avenir de l'humanité.

Joël de Rosnay,
le 3 septembre 2004

L'ordinateur introduit une étape particulière dans l'histoire des outils humains. Par certains aspects, il est capable de performances dites « intelligentes », parfois supérieures à celles de l'homme. En revanche, le dialogue entre la machine et le cerveau passe encore par des souris, claviers et autres intermédiaires peu efficaces, alors que les ordinateurs se voient reliés dans de vastes réseaux aboutissant à la croissance explosive de la Toile. Sur ce substrat naît une organisation de complexité supérieure représentée par l'« homme symbiotique » de Joël de Rosnay. Le besoin d'une communication directe entre l'homme et la machine se fait de plus en plus pressant.

D'autre part, la microélectronique a ouvert la voie au développement de systèmes implantables dans le corps humain. Des robots sont actionnés par les signaux émanant du cerveau. L'électronique transmet directement des sons au nerf auditif de personnes dont l'oreille est déficiente. Des systèmes similaires se développent pour la vision. Ces tentatives encore maladroites ont montré que, par sa plasticité, le cerveau peut parfois s'adapter à ces différents types de prothèses.

Pouvons-nous dès lors brancher un système artificiel à un hypothétique « centre de la volonté consciente » ? Posée en ces termes et au-delà de toute réflexion éthique, cette question appelle une réponse négative. Le centre cérébral unique auquel il serait possible de se brancher n'existe pas. De plus, en affinant ses circuits au cours des premières années de la vie, le cerveau s'est débarrassé de tout ce dont il ne s'est pas servi durant cette période. Une hypothétique porte de communication libre ne survivrait pas à la période du développement. Voilà pourquoi les réalisations actuelles concernent surtout des prothèses destinées à remplacer une voie nerveuse spécifique lésée par la maladie ou un accident.

Les machines cybernétiques

Un thermomètre observe en permanence la température intérieure d'un appartement moderne. Un système de contrôle appelé thermostat compare cette mesure avec une valeur mise en mémoire. Si une correction est nécessaire, le thermostat actionne la chaudière ou, au contraire, l'interrompt, afin de maintenir la température. Nous trouvons là les trois éléments d'une boucle cybernétique : un appareil de recueil d'information, une logique de décision souvent dotée de mémoire et un effecteur agissant sur l'environnement.

L'introduction de l'électronique a considérablement enrichi la logique de décision et assoupli la mémoire de ces systèmes. Nous pouvons désormais « programmer » la température souhaitée à chaque heure du jour et chaque jour de la semaine. A la première boucle de contrôle peut s'ajouter un thermomètre extérieur dont les mesures permettront d'ajuster la chaleur fournie par la chaudière. Cette nouvelle boucle améliore l'efficacité de l'ensemble en apportant en quelque sorte une prévision des besoins. La complexité d'une machine cybernétique est souvent considérable. L'automate devient un robot capable d'interactions de plus en plus élaborées, au point d'évoquer un « comportement intelligent ».

Les microcircuits logiques, les microprocesseurs, la mémoire électronique et les micro-ordinateurs effectuent aujourd'hui des prestations et des raisonnements logiques longtemps considérés comme l'apanage exclusif de l'esprit humain.

Dans une vision réductrice, le système nerveux humain ou animal peut également être considéré comme une machine cybernétique : les organes des sens servent au recueil des informations, le cerveau représente l'organe de contrôle et les muscles agissent comme effecteurs.

De l'outil au cerveau artificiel implanté

Un outil prolonge les capacités de son utilisateur. Ainsi, par exemple, grâce à leurs radars, nos avions voient à des centaines de kilomètres et nos organes des sens sont ainsi prolongés jusqu'aux confins de notre imagination. Avec les engins qu'il construit, l'homme moderne peut franchir les montagnes, traverser les mers, s'élever dans les airs et même se rendre dans l'espace. Les tableaux de bord et organes de commandes ergonomiques font oublier les limites humaines. Parfois, l'homme s'enferme dans sa machine pour lui prêter son intelligence et devenir lui-même l'organe de contrôle de la boucle cybernétique (comme l'automobiliste dans sa voiture). Pourtant, cette nouvelle puissance met en œuvre des moyens qui restent de la même nature que la hache ou le harpon de l'homme de Cro-Magnon. Depuis toujours, un instrument peut être dit « de qualité » s'il est parfaitement perçu par les sens et efficacement mobilisé par les muscles. L'outil que l'on a « bien en main » est avant tout un outil étroitement contrôlé et donc parfaitement relié au cerveau. Écran, clavier, souris et, dans les meilleurs cas, synthèse vocale nous permettent de communiquer avec ce nouveau collaborateur qu'est l'ordinateur. Malheureusement, avec Stephen Hawking, nous constatons que ces moyens sont limités et représentent souvent un obstacle plus qu'une aide quand il s'agit d'imposer notre volonté à la machine.

L'ordinateur semble par ailleurs avoir introduit une nouvelle perspective. Dès sa création, cet esclave mécanique se révèle bien supérieur à l'homme pour réaliser sans erreur des tâches répétitives fastidieuses. Et voilà que ce concurrent cybernétique se voit aussi doté d'une mémoire prodigieuse. De plus, il résout des problèmes logiques et effectue des calculs complexes hors de portée de l'intelligence humaine. D'abord conçu pour faciliter le travail de l'opérateur humain, le cerveau artificiel prétend progressivement égaler et remplacer entièrement l'homme au sein de robots plus ou moins autonomes. Une machine pour faire un travail manuel lourd ou une tâche intellectuelle ennuyeuse, voilà qui rencontrera peu d'objections. Mais notre ego s'inquiète. Une angoisse nouvelle apparaît, d'autant plus profonde que le contrôle de ces nouveaux systèmes devient de plus en plus complexe et semble « vouloir » nous échapper. L'anthropocentrisme qui nous caractérise projette dans notre imagination le spectre de l'humanoïde parfait. La solution serait-elle une intégration totale, un branchement direct de la machine sur l'homme, ce qui permettrait de soumettre l'outil et son intelligence à la volonté humaine ?

Dans sa quête de puissance, l'homme rêve de faire siennes les potentialités de la machine. Le développement d'une interconnexion entre l'homme et la machine prendrait ainsi une forme extrême qui s'exprimerait dans le projet de voir le *moi* conscient contrôler directement un système intégré au corps humain. L'homme rêve d'assimiler la machine. Il serait alors impossible d'être dépassé par l'artifice, puisqu'il serait devenu une part de soi-même. Il resterait apparemment un seul tabou à transgresser pour atteindre ce nouveau niveau de puissance : il faut traverser la peau et établir une connexion directe avec le centre décideur du système nerveux ; il faut implanter ces machines, ces senseurs et ce cerveau artificiel...

La grenouille qui voulait se faire aussi grosse que le bœuf

Mais quelle forme pourrait prendre ce cerveau artificiel formé d'un microprocesseur et de ses circuits associés ? Les systèmes électroniques, de plus en plus complexes, sont aujourd'hui miniaturisés sous la forme de circuits intégrés, les puces. Ces composants rassemblent plus de dix millions de transistors par centimètre carré, leur densité rejoignant ainsi celle des neurones du cerveau.

Une puce croyait pouvoir narguer le cerveau en se comparant à lui :

« Tu es petite, dit le cerveau, mais à toi seule, tu consommes cent watts d'énergie qu'il faut dissiper en chaleur. En rassemblant tes semblables dans une boîte crânienne, on obtiendrait… un four. Moi, par contre, même à plein régime, je me satisfais de vingt-cinq watts facilement évacués par la circulation sanguine ! Pas besoin de ventilateur, ni d'un quelconque refroidisseur. Et puis, renchérit le cerveau, mes neurones et leurs nombreuses synapses effectuent des opérations tellement complexes qu'il faudrait des milliers de tes transistors pour les imiter.

– Vrai, répond la puce, sûre d'elle, mais sais-tu que ma vitesse de calcul se mesure en milliards de cycles par seconde, alors que toi, tu comptes le temps en millièmes de seconde ? »

Le cerveau, vexé, lance alors un défi à la puce :

« Malgré ta vitesse, tu es incapable de reconnaître un visage aussi rapidement que moi. Pendant que, point par point, tu examines l'image et effectues une interminable succession d'opérations élémentaires, mes neurones, reliés en parallèle, collaborent pour arriver à une solution immédiate.

– Certaines de mes semblables se sont rassemblées en machines parallèles, répond la puce.

– Pour travailler, tu dois suivre aveuglément les instructions d'un programme. Ce programme n'est déjà pas facile à écrire pour toi toute seule. La gestion de tes relations avec tes semblables te rend encore moins fiable. Moi, poursuit le cerveau, j'apprends en travaillant et mes circuits s'adaptent en utilisant mes connaissances. »

La puce explique alors que, dans les laboratoires, on développe des programmes capables de s'adapter, de se modifier eux-mêmes, de résister à l'apparition d'une erreur, d'imiter le cerveau en somme. Elle se rend compte un peu tard qu'elle vient ainsi d'avouer son infériorité et reprend de plus belle :

« Je suis dotée d'une mémoire gigantesque.

– D'accord, rétorque calmement le cerveau, mais, contrairement à toi, je me souviens de toutes les circonstances auxquelles je suis exposé. Ma mémoire accepte indifféremment des nombres, des visages, des schémas géographiques ou des émotions. Je suis de plus capable de retrouver les informations directement en fonction du contexte. Toi, tu ne mémorises que des données bien typées, envoyées explicitement à une de tes adresses, et tu ne peux les retrouver qu'en parcourant l'ensemble de ces adresses. Ne te ridiculise pas en affirmant qu'il existe aujourd'hui des mémoires accessibles à partir de leur contenu. La démarche est tellement complexe qu'elle en devient inefficace.

– Oui, mais tu oublies, se défend la puce. Regarde comme les hommes se plaignent des déficiences de leur mémoire. Ils en sont réduits à accumuler notes, livres et autres enregistrements.

– Quel âge as-tu? demande le cerveau, l'esprit débordant de souvenirs anciens et persuadé que, centenaire, il sera encore capable d'apprendre. Moi, je me suis construit tout seul bien avant que l'on soupçonne que tu existerais un jour. C'est moi qui t'ai imaginée et j'ai bâti ces énormes usines nécessaires à ta fabrication. En quelques années seulement, tu es complètement dépassée, alors que moi je n'ai pas changé significativement depuis des millénaires.

– Je t'aurai un jour», répond la puce, forte de sa croissance rapide qu'elle croit illimitée…

Mais le cerveau, qui en avait vu d'autres, pensa que jamais la matière, dont pourtant il était fait, ne comprendrait quelque chose à la vie. Une puce électronique ne peut appréhender le monde qu'en termes de puissance. Il est heureux que la nature conserve quelques jardins secrets pour y prendre le temps d'atteindre la sagesse. Et le cerveau regretta de s'être laissé entraîner dans cette discussion oiseuse.

Le cerveau, machine électrique

C'est peut-être par leur caractère mystérieux et magique que l'électricité et les organismes vivants se sont trouvés depuis longtemps associés dans l'esprit de l'homme. Les Romains ne se servaient-ils pas du poisson électrique pour soigner certaines douleurs rhumatismales ? Le sujet est au sommet de l'actualité scientifique en 1791 lorsque Luigi Galvani provoque des contractions des muscles d'une grenouille grâce à deux conducteurs métalliques, croyant ainsi prouver l'origine animale de l'électricité. Son contemporain, Alessandro Volta, comprend au contraire que ce sont les deux métaux qui forment une pile électrique. Pourtant, il ne se privera pas d'utiliser des effets organiques de l'électricité, notamment les perceptions lumineuses qu'elle induit au niveau de l'œil ou son goût sur la langue, pour tester la polarité du courant. A cette époque, d'ailleurs, l'électricité est proposée comme traitement empirique pour toutes sortes de maladies, dont les paralysies. L'électricité n'a jamais vraiment « perdu le contact » avec l'organisme humain ou animal.

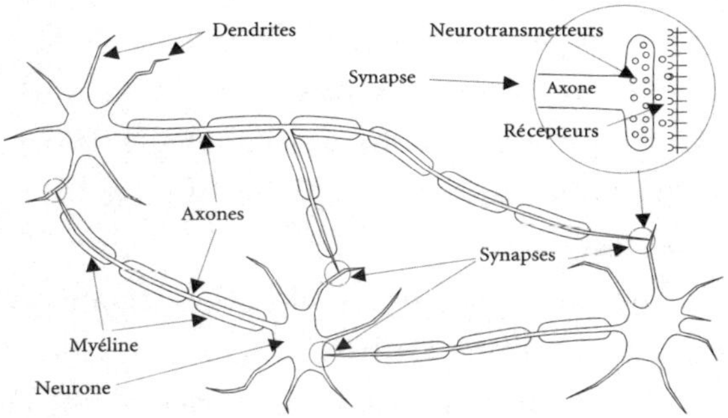

Exemple schématique de circuit neural. Trois neurones et seulement quatre synapses (indiquées par cercles) sont représentés. En réalité, chaque neurone porte jusqu'à dix mille synapses. Les axones sont souvent entourés d'une gaine de myéline. En haut à droite, le détail d'une synapse.

En fait, les tissus du corps sont essentiellement formés de cellules, c'est-à-dire de petits sacs microscopiques dont la membrane porte une charge électrique. Certaines cellules du système nerveux, les neurones, possèdent de fins prolongements, les dendrites et l'axone, qui sont eux aussi chargés électriquement. Certains agents chimiques ou physiques peuvent provoquer une inversion locale du potentiel électrique des membranes pendant environ un millième de seconde. Cette inversion, appelée « potentiel d'action », est elle-même capable d'activer les régions voisines de l'axone, de sorte que le potentiel d'action va se propager de part en part à des vitesses qui se situent entre 0,5 et 120 m/s.

Les branches terminales de l'axone de chaque neurone entrent en contact avec d'autres neurones ou avec leurs dendrites par l'intermédiaire d'une structure spécialisée, la synapse. Il s'agit d'une fente située entre l'axone et le neurone (ou la dendrite) avec lequel l'axone s'est connecté, au niveau de laquelle le potentiel d'action de l'axone va provoquer la libération d'une substance chimique, le neurotransmetteur. Ce dernier diffuse rapidement jusqu'aux récepteurs situés sur la membrane du neurone ou de la dendrite. L'interaction entre neurotransmetteur et récepteur déclenche une activation locale. Certaines synapses ont ainsi un effet excitateur, d'autres au contraire sont inhibitrices et tendent à empêcher l'apparition d'un potentiel d'action à la sortie du neurone. Une impulsion sera transmise par un neurone quand la somme des activations synaptiques aura atteint un certain seuil. Les quelque dix à quinze milliards de neurones du cerveau humain réalisent ainsi des circuits d'une complexité difficilement imaginable. Les axones de certains neurones, regroupés en faisceaux, quittent le cerveau ou la moelle épinière sous la forme de nerfs pour rejoindre presque chaque point du corps. Certains axones atteignent ainsi une longueur dépassant le mètre.

Les autres cellules du système nerveux sont neuf fois plus nombreuses que les neurones. Parmi elles, les oligodendrocytes forment les gaines de myéline, c'est-à-dire des gaines isolantes entourant les axones, ce qui permet d'accélérer la transmission des signaux; ces cellules jouent un rôle essentiel lors du développement ou de la réparation neuraux. D'autres cellules, les astrocytes, veillent à l'apport nutritif et à la stabilisation du milieu chimique dans lequel baignent les neurones; ils interviennent également dans le maintien ou la suppression des synapses, et pourraient jouer un rôle dans certaines formes de mémoire. Par ailleurs, le mécanisme de la transmission synaptique ne se résume pas à l'action du neurotransmetteur: la synapse est également sensible à des agents chimiques diffusant plus largement dans l'organisme; les astrocytes pourraient intervenir à ce niveau.

Jean-Pierre Changeux considère que tous les éléments permettant de comprendre l'esprit humain pourront un jour être décrits dans nos livres de biologie, et la science a commencé à explorer, au niveau cérébral, les corollaires d'une action volontaire ou les différences entre perception consciente et inconsciente. Face à la complexité du système nerveux, d'autres se demandent s'il sera un jour possible au cerveau humain de comprendre son propre fonctionnement. Ainsi, il est déjà vrai que certains systèmes cybernétiques artificiels ne peuvent être étudiés que par l'intermédiaire de simulations sur des modèles mathématiques. Nous aurons donc de plus en plus besoin de l'ordinateur pour appréhender le fonctionnement de notre propre cerveau.

Un cerveau jusqu'au bout des doigts

Le monde extérieur est souvent perçu comme s'il était projeté sur un écran interne par les organes des sens. Or nous savons que cette reproduction intérieure, que Daniel Dennett appelle le « théâtre cartésien », n'existe pas. Aucun centre de convergence unique n'a pu être identifié. Le système sensoriel se présente au contraire comme un réseau très distribué, une incroyable superposition de circuits dans lesquels les informations sont caractérisées, comparées et classées dès le niveau des organes des sens. Depuis la peau comme depuis la rétine, c'est une information prétraitée qui est envoyée au cerveau par des voies parallèles. A l'arrivée, l'éclatement se poursuit de plus belle. Les multiples caractéristiques de l'environnement font l'objet de traitements séparés dans le fouillis apparent des multiples circuits spécialisés du système nerveux.

L'expérience subjective peut donner l'impression qu'un « centre supérieur » contrôle nos interactions avec l'environnement. Pourtant, aucun noyau de décision unique n'a été décrit. Les régions motrices sont multiples, chacune jouant un rôle particulier. Les commandes parallèles provenant du cerveau sont affinées progressivement dans les neurones de la moelle épinière. Ceux-ci forment d'ailleurs à eux seuls des systèmes cybernétiques relativement complexes qui utilisent eux-mêmes une partie des informations sensorielles avant de les envoyer au cerveau. Tout comme l'appareil sensoriel, le système moteur traite l'information tout au long de son trajet. Pour que le mouvement soit harmonieux, l'action est précisée jusque dans les muscles. Nous sommes bien loin de l'image d'un contrôleur central qui active ou arrête des éléments moteurs. La séparation entre organes des sens et effecteurs est elle-même artificielle dans la mesure où, comme nous l'avons vu au niveau médullaire pour le contrôle moteur, il existe des interconnexions et des boucles de rétroaction à tous les niveaux.

Les caractéristiques « électriques » du cerveau nous invitent à le relier à nos machines électroniques. Malheureusement, le « point d'entrée et de sortie » auquel Stephen Hawking voudrait d'urgence connecter son ordinateur reste du domaine de la science-fiction. Rien n'indique que des systèmes artificiels implantés pourront un jour contribuer directement à l'intelligence humaine. Seuls les systèmes externes, branchés en quelque sorte au niveau des organes des sens et des membres, utilisent tous les canaux de communication disponibles vers le cerveau. Dès qu'une connexion se veut plus directe et plus centrale, elle ne peut accéder qu'à un aspect fonctionnel limité de ce tout indivisible qu'est le système nerveux.

Construire sur du sable mouvant

Le cerveau est vivant, ce qui en fait l'antithèse des systèmes artificiels par sa capacité de développement et d'adaptation. Le code génétique constitue indiscutablement un plan de départ. Il comporte environ quarante mille gènes, ce qui est de loin insuffisant pour représenter les circuits neuraux. A partir de l'ébauche initiale qu'il est encore à la naissance du nouveau-né, le cerveau se construit pendant au moins une dizaine d'années chez l'homme. Dans un premier temps, les cellules qui le composent se multiplient. Les neurones migrent pour aller prendre leur place définitive tout en formant au passage un grand nombre de synapses avec leurs semblables. Alors même que cette multiplication se poursuit encore, une sélection s'opère avec l'élimination de cellules ainsi que de synapses surnuméraires.

Le travail de pionniers de David H. Hubel et Torsten Nils Wiesel a ainsi montré que, dans les premières années de la vie, le développement du cortex visuel est directement dépendant de la vision elle-même. Ainsi, un aveugle de naissance ne se construit pas le même cerveau visuel qu'une personne voyante. Cette situation devient irréversible à partir d'un certain âge, qualifié d'« âge critique » (par exemple douze ans pour la vision). Il est remarquable de constater que, en 1749, Diderot, dans sa *Lettre sur les aveugles à l'usage de ceux qui voient*, évoquait déjà cette possibilité en rappelant la question posée en 1693 par William Molyneux à John Locke :

« On suppose un aveugle de naissance qui soit devenu homme fait, et à qui on ait appris à distinguer, par l'attouchement, un cube et un globe de même métal et à peu près de même grandeur, en sorte que, quand il touche l'un et l'autre, il puisse dire quel est le cube et quel est le globe. On suppose que, le cube et le globe étant posés sur une table, cet aveugle vienne un jour à jouir de la vue, et l'on demande si en les voyant sans les toucher, il pourra les discerner et dire quel est le cube et quel est le globe. [...] l'aveugle ne distinguerait point le globe du cube [...]. »

Cela signifie-t-il que, passé l'âge critique, le cerveau se fixe en une structure immuable ? Il est vrai que les lésions cérébrales de l'adulte ont souvent, hélas, un caractère irréversible. Pourtant, certaines récupérations remarquables contrastent parfois avec des pertes de substance importantes. De nouvelles synapses peuvent se former (synaptogenèse) ou disparaître chez l'adulte. De plus, la formation de nouveaux neurones (neurogenèse) a pu être démontrée dans certaines régions du cerveau adulte.

Le cerveau apparaît ainsi comme un organe doué de plasticité, c'est-à-dire capable de se modifier pour s'adapter à son environnement ou se réorganiser en fonction de certaines lésions. Les techniques modernes d'imagerie cérébrale comme la stimulation magnétique, la tomographie par émission de positons ou l'imagerie par résonance magnétique fonctionnelle ont pu montrer comment le cerveau modifie l'attribution de certaines de ses ressources, c'est-à-dire comment certaines régions du cortex pourront devenir le siège de nouvelles fonctions. Ainsi, on a pu observer qu'une zone motrice devenue inutile à la suite de la paralysie d'un membre se trouve récupérée par les régions cérébrales voisines. L'apprentissage pourrait correspondre à cette redistribution des ressources du cerveau. La plasticité cérébrale intervient également en dehors de toute pathologie. Une étude a par exemple révélé une augmentation du volume des régions impliquées dans la mémorisation d'informations géographiques chez les chauffeurs de taxi londoniens.

Nous ignorons aujourd'hui si l'âge critique correspond seulement à un changement quantitatif de la plasticité ou si cette période marque une différence plus fondamentale de l'adaptabilité cérébrale. Une autre inconnue est l'importance relative prise par les différents mécanismes que sont le renforcement synaptique, la synaptogenèse et la neurogenèse dans les différentes formes de mémoire, d'apprentissage et de récupération de lésions chez l'adulte. Au total cependant, le cerveau est bien plus malléable que nous ne l'avons cru. Il s'agit certainement d'un avantage pour les prothèses artificielles dans la mesure où l'on peut toujours espérer que le système nerveux compensera leurs inévitables imperfections. On peut effectivement escompter que, après apprentissage, une prothèse artificielle bénéficiera d'un espace neural et se trouvera représentée au niveau du cortex cérébral. Son maniement sera alors naturel et instinctif. Prenons l'exemple de l'implant cochléaire. Il s'agit très schématiquement d'un microphone externe et de son électronique, reliés par un système d'antennes transcutanées à un dispositif implanté de stimulation du nerf auditif. Dans un premier temps, la personne sourde qui utilise ce type de prothèse ne peut entendre que des sons insignifiants apparentés à du bruit. Avec l'entraînement, le cerveau apprend progressivement à y reconnaître des mots et des phrases intelligibles. Des sensations musicales sont parfois possibles.

Tous les espoirs sont-ils donc permis pour les implants ? Faut-il tenir compte de certaines limites au-delà desquelles l'artificiel sera trop étranger pour que le cerveau puisse l'assimiler ? Dans ce cas, la plasticité ne risque-t-elle pas d'agir au contraire dans le sens d'une élimination de l'implant, qui se trouverait alors rejeté hors du champ de la conscience, ignoré, isolé, pour devenir un simple corps étranger inutile? Des évolutions plus négatives encore, et dont on connaît déjà quelques exemples, peuvent se profiler: le message artificiel peut être tellement inadéquat qu'il se retrouve mal interprété par les structures cérébrales, au point de provoquer des sensations ou mouvements désagréables renforcés par la plasticité cérébrale elle-même, jusqu'à ce que l'implant soit enfin retiré.

Des électrodes sous la peau

Les matériaux implantés doivent être biocompatibles, c'est-à-dire bien tolérés par l'organisme et capables de résister pendant de nombreuses années à des milieux internes corrosifs. Les impulsions électriques utilisées doivent respecter certaines limites afin de ne pas endommager le tissu nerveux. Un contact étroit entre les électrodes et les neurones à stimuler minimise les courants nécessaires et améliore la qualité des signaux obtenus. Grâce aux techniques de la microélectronique, des ensembles d'aiguilles miniatures peuvent être construits. Ces électrodes, insérées à environ un millimètre sous la surface du cerveau, permettent une connexion avec un grand nombre de cellules. Malheureusement, elles peuvent également provoquer des lésions neurales et ne se révèlent pas très stables à long terme. Une solution éventuelle se prépare dans les laboratoires qui, grâce à certaines hormones, parviennent à cultiver *in vitro* des neurones en contact avec des électrodes.

La petite taille des surfaces de contact entraîne une augmentation de la densité du courant de stimulation (par unité de surface), ce qui favorise nettement la corrosion des électrodes. Il est donc souvent nécessaire d'utiliser des réseaux de contacts plus grands, donc moins denses et disposés plus superficiellement, à quelque distance des neurones. Plusieurs alternatives, dont l'électrode à manchon spiral de l'école de Thomas Mortimer, ont été développées pour les connexions aux nerfs périphériques. Cette électrode s'enroule autour du nerf qu'elle est censée stimuler sans l'endommager. Sa face interne comporte un certain nombre de contacts par lesquels il est possible d'appliquer des champs électriques spécifiques, chacun activant une partie différente de la population des fibres nerveuses. La stimulation sélective est obtenue en choisissant les paramètres électriques adéquats et non plus la multiplicité des contacts dont chacun activerait un axone en « tout ou rien ».

Pour activer les électrodes, les circuits implantés ont besoin d'énergie. Le cerveau a l'avantage de se nourrir de glucose, source d'énergie chimique transportée par la circulation sanguine. La puce électronique, elle, exige une alimentation électrique qui n'est pas naturellement disponible. Une pile électrique peut être intégrée à l'implant qui devra alors être remplacé à intervalles réguliers. Lorsque des informations doivent être échangées avec le monde extérieur, ce qui est le cas pour l'implant cochléaire et la prothèse visuelle, il paraît plus logique d'établir un système combiné de transfert de données et d'énergie à travers la peau. Les batteries externes, rechargeables ou non, peuvent ainsi être remplacées à loisir sans recours à une chirurgie répétée.

Le transfert transcutané peut prendre plusieurs formes. La solution la plus élémentaire consiste en une simple prise électrique multicontact, fixée dans l'os du crâne et traversant la peau. Les composants externes se branchent au système implanté par une fiche amovible : simple, mais peu esthétique ! Cette technique contraste avec plusieurs projets futuristes intéressants. Ainsi, par exemple, un laser miniature fixé sur des lunettes pourrait envoyer énergie et données sous la forme d'un rayon infrarouge invisible à travers les milieux transparents de l'œil.

Le système pratique le plus généralement adopté à l'heure actuelle a été popularisé par les implants cochléaires. Dans ce cas, une antenne circulaire de deux centimètres de diamètre est implantée sous le scalp, derrière l'oreille. Elle porte en son centre un petit aimant qui permet de retenir à travers la peau une antenne externe identique à celle qui a été implantée. Ce couple d'antennes permet le transfert simultané de données et d'énergie électrique. L'antenne externe peut être attachée discrètement à une paire de lunettes. Le système externe s'enlève facilement et ne laisse alors aucun élément artificiel apparent. La partie implantée comporte typiquement un boîtier contenant l'électronique de récupération de l'énergie et des données, un circuit de démodulation et un stimulateur capable d'envoyer les impulsions électriques appropriées aux électrodes neurales. Le système externe comporte un capteur (microphone, caméra… selon les cas) dont les signaux sont transformés pour devenir intelligibles au système nerveux. Finalement, ces informations, modulées et combinées à l'énergie électrique d'une batterie, sont envoyées aux antennes transcutanées.

Des pionniers de l'implant à la stimulation cérébrale

Le stimulateur cardiaque, implant permettant de maintenir en activité régulière un cœur qui a perdu son rythme, est devenu aujourd'hui un traitement efficace et courant. Ce triomphe de l'ingénierie biomédicale mérite d'être cité, car il a probablement permis de déclencher une série de tentatives pour réaliser des implants neuraux. En 1967, Giles Brindley réalise le premier système de stimulation implanté sur le cerveau humain dans un but thérapeutique. Il s'agissait d'une ébauche de prothèse visuelle comportant, à la surface du cortex visuel, une électrode comportant un réseau de quatre-vingts contacts activés par autant de petits récepteurs disposés entre le crâne et le scalp. Des perceptions lumineuses, appelées « phosphènes », ont été obtenues, qui sont décrites comme des points ou des taches en divers endroits du champ visuel. Malheureusement, à l'époque, les moyens nécessaires pour réaliser un instrument utile n'étaient pas encore disponibles.

Aujourd'hui, des électrodes activées par des stimulateurs dérivés du stimulateur cardiaque sont placées autour de nerfs périphériques dans l'espoir de soulager certaines douleurs, de traiter des incontinences ou certaines paralysies, dont les paralysies respiratoires. Le stimulateur implanté du nerf vague est devenu un traitement reconnu de l'épilepsie. Ces succès ont entraîné l'utilisation d'électrodes implantées dans la profondeur du cerveau pour soigner certains cas de maladie de Parkinson, d'autres troubles moteurs apparentés, des syndromes douloureux graves, certaines formes d'épilepsie et même quelques maladies psychiatriques. La stimulation électrique pourrait suppléer l'activité de centres cérébraux déficients. D'autres auteurs pensent au contraire que les stimulations utilisées ont plutôt un effet inhibiteur sur ces mêmes régions du cerveau. Il est vrai qu'une réduction des symptômes de ces maladies est peut-être obtenue par la destruction de certaines structures localisées. Les implants réaliseraient ainsi l'équivalent d'une lésion réversible, toujours préférable à une destruction définitive, fût-elle limitée et thérapeutique.

Les implants sensoriels

C'est finalement l'implant cochléaire, développé à partir de la fin des années 1970, qui a apporté leurs premiers succès cliniques aux implants sensoriels. Actuellement, il s'agit d'un traitement qui a des applications bien précises. Aujourd'hui, quarante mille personnes en bénéficient et sept mille nouvelles implantations sont réalisées chaque année. Même si cet implant ne restitue pas une audition normale, les systèmes actuels permettent à certains sourds de retrouver une compréhension utile de la parole, ce qui exige une période de rééducation. Plus récemment, l'implant cochléaire a été proposé avant l'âge critique à des enfants sourds de naissance. Comme on pouvait s'y attendre, les résultats sont supérieurs à ceux obtenus par une implantation tardive. Cependant, malgré quelques succès notoires, la décision d'y avoir recours reste difficile à prendre pour des parents soucieux des risques non seulement chirurgicaux mais aussi psychologiques.

Le développement des implants visuels n'a pris son envol qu'à la fin des années 1990. Alors que les projets d'électrodes à insérer dans le cortex visuel rencontrent encore des problèmes techniques, on montre que, dans les pays industrialisés, une grande proportion des cas de cécité est due à la disparition des éléments photosensibles de la rétine (cônes et bâtonnets) tandis que survivent nombre de cellules ganglionnaires (qui forment le nerf optique). Cette situation se retrouve en particulier typiquement dans le cadre de la rétinite pigmentaire.

L'idée de remplacer les cônes et les bâtonnets par des éléments photosensibles artificiels, qui avait déjà été brevetée en 1956, a été reprise dans les projets qualifiés de « sous-rétiniens », à l'instigation de Alan Chow. Malheureusement, des problèmes de biocompatibilité et, surtout, un rendement insuffisant des cellules photoélectriques disponibles freinent ces développements.

L'électrode « épirétinienne », portant de multiples contacts et placée à la surface de la rétine, à proximité des cellules ganglionnaires, offre aujourd'hui une alternative. Ce type d'électrode a été implanté chez plusieurs aveugles par Mark Humayun. Une quinzaine de contacts sont activés par un stimulateur miniaturisé implanté qui reçoit les images d'une caméra après encodage approprié. Des phosphènes peuvent ainsi être obtenus et une forme très élémentaire de vision peut ainsi être reconstituée (les méthodes de réadaptation sont encore à l'étude).

L'équipe de Claude Veraart utilise l'électrode à manchon spiral de Thomas Mortimer. Celle-ci a été implantée autour du nerf optique de volontaires devenus aveugles dans le cadre d'une rétinite pigmentaire. Ce type d'électrode est très bien toléré. Suivant un schéma devenu classique, les signaux d'une caméra fixée à une paire de lunettes sont adaptés par un micro-ordinateur porté en bandoulière. Après traitement et modulation, ils sont envoyés au stimulateur implanté par l'intermédiaire d'un couple d'antennes transcutanées situées derrière l'oreille. Des phosphènes de relativement petite taille sont obtenus. Dans le champ visuel, ils ont une localisation qui peut être contrôlée par les caractéristiques des impulsions de stimulation. Ces phosphènes peuvent donc être utilisés pour transmettre une version grossière et très simplifiée des images transmises par la caméra. L'utilisation de ce système, combiné à des mouvements de balayage de la tête, permet de localiser des objets, de les identifier et de les saisir. Des travaux sont en cours pour améliorer l'analyse des images, les paradigmes de stimulation et les stratégies de rééducation.

De nouvelles questions surgissent. Un ensemble de perceptions artificielles comme des phosphènes peut-il finalement être ressenti comme une image ? De même, pour l'implant cochléaire, la sensation de bruit provoquée par la stimulation du nerf acoustique peut-elle finalement être reçue comme un son « naturel » ? Les prothèses actuelles sont loin de réaliser le même encodage que l'œil ou l'oreille. La quantité d'informations qui peut être restituée demeure très pauvre par rapport à celle que fournissent les organes sensoriels normaux. Jusqu'où peut-on espérer que la plasticité cérébrale compensera l'aliénation des signaux qui lui sont présentés ?

Un rat télécommandé et un cerveau dans un robot

L'équipe de John Chapin exploite les perceptions virtuelles induites chez des rats en plaçant des électrodes au contact des cellules cérébrales normalement activées par les vibrisses (longs poils sensibles de la moustache). L'animal apprend à se déplacer en fonction des cellules qui sont activées. Ce système réalise finalement un rat « télécommandé », bien plus manœuvrable qu'un robot !

L'exploration du traitement des données et des codes utilisés par les neurones a suggéré bien d'autres expériences. Ainsi, un réseau de neurones extrait du système nerveux d'un animal primitif a pu être implanté temporairement dans un robot. Les informations issues de capteurs lumineux sont envoyées à ce microprocesseur biologique dont les réponses sont traduites en commandes pour des moteurs. La boucle cybernétique est ainsi fermée. Ce type d'expérience pourrait bien un jour fournir la clef du langage des neurones. Des expériences de signification analogue sont réalisées au laboratoire de Steve Potter avec des neurones de rats cultivés sur un réseau d'électrodes.

La volonté aux commandes

Faire marcher le paralytique, voilà une promesse que l'électricité avait faite dès sa découverte. De nombreuses tentatives de traitement se sont succédé, depuis le crochet de pirate, la prothèse mécanique et le membre robotisé jusqu'aux systèmes de stimulation musculaire partiellement implantés (système Freehand®). Hunter Peckham a consacré de nombreuses années à développer une méthodologie d'implantation d'électrodes musculaires avec ou sans chirurgie de reconstruction et transposition de muscles dans un membre supérieur paralysé. Des capteurs placés sur l'épaule du côté opposé permettent au patient de retrouver une certaine utilisation de son membre. Les performances ont été plus récemment améliorées grâce à des capteurs implantés dans l'articulation du côté paralysé. Le Bion®

est, quant à lui, un récepteur miniature associé à un stimulateur incorporé dans une capsule suffisamment petite pour pouvoir être injectée dans des muscles. Ce stimulateur est alors activé à travers la peau par un émetteur externe.

De la même façon, des projets européens dirigés par Pierre Rabischong ont permis d'obtenir la station debout et quelques mouvements de marche chez des paraplégiques. Ce système comporte à la fois des électrodes musculaires et des électrodes nerveuses reliées à un stimulateur implanté sous la paroi abdominale. Un effort de développement particulièrement important a été consacré au système de contrôle qui doit traduire les instructions simples du patient en une séquence précise de stimuli neuromusculaires. Toute une méthodologie a été développée pour adapter ce contrôle à chaque patient de manière individuelle et tenir compte des fluctuations de certains paramètres biologiques comme la fatigue.

Les systèmes de stimulation pour paralysés proposés aujourd'hui dans des cas de lésion médullaire sont activés manuellement. Il serait évidemment plus logique de pouvoir récupérer les commandes cérébrales afin de les envoyer directement au stimulateur. Depuis plusieurs décennies, on a montré que des électrodes disposées sur le cuir chevelu permettent d'enregistrer des potentiels électriques annonçant une activité motrice plus de trois cents millisecondes avant un mouvement volontaire. Le cerveau signale donc son intention d'agir en temps utile. Après entraînement et grâce à des algorithmes plus ou moins sophistiqués, les activités électriques cérébrales permettent ainsi à des personnes totalement paralysées d'actionner certains automates, d'afficher des phrases ou d'épeler des mots. Malheureusement, avec des électrodes disposées sur le scalp, la communication ainsi obtenue reste de l'ordre de vingt-cinq commutations par minute (c'est-à-dire, par exemple, vingt-cinq choix entre deux alternatives dans une succession de menus ; cinq commutations permettent donc de choisir un signe parmi trente-deux).

Dès lors, il n'est pas étonnant que des chercheurs aient souhaité insérer leurs électrodes à l'intérieur même du crâne, dans l'espoir d'accélérer et d'enrichir la lecture des « volontés » exprimées par le cerveau. Des expériences intéressantes ont notamment été réalisées à la Duke University (en Caroline du Nord) par l'équipe de Miguel Nicolelis. Des rats sont entraînés à manipuler un bras robot grâce à un levier. Des électrodes implantées dans leur cortex moteur enregistrent l'activité électrique cérébrale correspondante. A partir de celle-ci, un ordinateur apprend à reproduire le signal du levier de commande qu'il peut donc remplacer. Finalement, certains animaux apprennent à reproduire les mouvements du bras robot par leur seule activité corticale, sans actionner « physiquement » le levier de commande. L'intérêt majeur de ces expériences est de démontrer la possibilité de combiner la plasticité cérébrale et les capacités d'apprentissage de l'ordinateur pour réaliser une communication fonctionnelle.

La même expérience a été réalisée chez le singe, mais, cette fois, un bras robot supplémentaire imite les mouvements du bras de l'animal manipulant le levier de contrôle. Finalement, certains animaux parviennent à actionner ce bras artificiel directement par leur activité cérébrale, sans aucun mouvement de leur propre membre. Pour l'anecdote, par l'intermédiaire d'Internet, le bras artificiel peut se situer à des kilomètres de distance. John Donoghue et ses collaborateurs ont montré récemment que le cerveau du singe se modifie pour s'adapter au contrôle de la prothèse ainsi réalisée.

Notons que la FDA (*Food and Drug Administration*) américaine a approuvé l'expérimentation, chez des patients paralysés, d'électrodes d'enregistrement intracrâniennes permettant de capter les informations cérébrales comme dans les expériences décrites ci-dessus. Certains essais ont déjà montré que les enregistrements au niveau du cortex moteur ou d'autres régions du cerveau permettraient d'obtenir l'information nécessaire à de nombreuses applications (permettant à des paralysés d'actionner des automates dans leur environnement).

L'homme « augmenté »

Les performances des implants artificiels sont encore loin de se comparer aux fonctions naturelles. Pourtant, certaines de leurs caractéristiques dépassent déjà les limites physiologiques. Ainsi, les caméras utilisées pour la prothèse visuelle peuvent « voir » la lumière infrarouge et les microphones des implants cochléaires pourraient aisément percevoir les ultrasons. Plus évident encore, le robot commandé par un patient paralysé ne connaît pas vraiment de limite de force, ni de fatigue; il peut aussi travailler dans des conditions d'environnement insupportables pour l'homme. Aussitôt jaillit l'idée d'un implant qui viendrait « augmenter » les capacités de l'homme normal. C'est le dopage du sportif, la potion magique d'un illustre Gaulois, ce que certains appellent aujourd'hui l'« effet Viagra ». Il s'agit de l'utilisation d'un traitement par une personne saine dans le but d'augmenter ses performances. Certains se prennent déjà à rêver d'une intelligence supérieure, d'une mémoire infaillible ou de pouvoirs de perception extraordinaires grâce à une puce implantée. Les cyborgs, robots *sapiens* et autres mystifications de la science-fiction seraient-ils en passe de naître ?

Mais Kevin Warwick a-t-il réellement augmenté ses performances quand il s'est fait implanter dans le bras un émetteur radio miniature capable de commander les automates dont il s'approche ? Le porteur d'un tel système est-il réellement « protégé » parce qu'il peut être facilement localisé en cas d'enlèvement ? Un système d'identification des personnes remplaçant de multiples cartes bancaires et autres pièces d'identité serait-il réellement à l'avantage de son porteur ? Ne faut-il pas voir dans cet étiquetage, d'ores et déjà appliqué aux animaux domestiques, une prison sans barreau ou un marquage indélébile qui rappelle les plus grandes atrocités de l'histoire humaine ? Les atteintes intolérables à la vie privée et à la dignité humaine ne sont pas très éloignées. Le danger éthique semble limité par la futilité des applications proposées actuellement, mais en sera-t-il toujours ainsi ?

Un autre aspect des implants concerne l'éventuelle modification de l'homme lui-même. Nous avons considéré la prothèse branchée au cerveau comme un simple outil « externe ». Mais tout outil modifie son utilisateur. Pour s'en convaincre, il suffit pour qui n'est pas charpentier de manipuler le marteau ou pour qui n'est pas musicien de se mettre au piano : à force d'entraînement, l'homme est depuis toujours capable de changer pour s'adapter à ses outils. Cette plasticité du cerveau est d'ailleurs indispensable au bon fonctionnement des prothèses artificielles.

Pour permettre une meilleure adaptation du système nerveux, des implantations de prothèses sont envisagées chez l'enfant handicapé. Ajouter une fonction artificielle chez un enfant sain se heurterait évidemment à des obstacles éthiques infranchissables. Mais le fantasme angoissant de ce type de transformation est bien présent. Encore faudrait-il démontrer que les nouvelles facultés ainsi créées ne le sont pas au prix de la perte de certaines fonctions naturelles. Tous les acquis ne s'additionnent pas nécessairement. Aucune culture ne représente la somme des autres. Aucune éducation ne rassemble toutes les connaissances du passé. Il semble que nous observions surtout un glissement des capacités humaines permettant à chaque groupe et à chaque génération de s'adapter au mieux à la spécificité de leur situation.

D'aucuns verront aussi dans ces types de communication directe avec le cerveau un moyen supplémentaire pour tromper ou manipuler autrui. En effet, tout comme la photographie numérique a grandement facilité la fabrication de faux, de même, l'utilisateur d'une prothèse sensorielle peut difficilement vérifier l'origine de ses perceptions : tout signal électronique peut facilement se substituer à l'information des capteurs de sa prothèse. Cette possibilité nous interroge d'ailleurs sur la signification du réel tel que nous pouvons l'appréhender par nos organes des sens. Le contact de ceux qui ont perdu l'usage de ces derniers nous permet de mieux comprendre leur aspect instrumental et limité.

Enfin, Paul Virilio nous rappelle qu'inventer un train, c'est aussi inventer le déraillement: chaque activité humaine peut être source d'accidents, en particulier lorsqu'elle fait intervenir une technologie complexe. Dans le cadre des implants, les risques chirurgicaux et les effets secondaires médicaux sont probablement les plus faciles à appréhender. L'implantation se heurte bien entendu à l'instinct de préservation de l'intégrité corporelle, mais il s'agit là d'un problème mineur et général de la chirurgie. Difficulté plus importante, les prothèses neurales pourraient considérablement affecter la personne elle-même et ses relations interpersonnelles. Plus que jamais, la mise en œuvre d'une technologie aussi complexe doit tenir compte des limites de notre savoir.

Pour que l'humain triomphe

Un plus n'est pas toujours un bien. Nous avons tous pu observer la frustration que peut provoquer l'interruption d'une activité captivante, même si cela permet d'attirer notre attention vers plus intéressant encore. Le passage d'un environnement à un autre n'est pas toujours facile à effectuer. Nous avons la capacité de nous adapter à des situations différentes, mais cette adaptation elle-même entraîne une sorte de dépendance. Nous pouvons changer d'univers, mais chaque fois avec l'impression douloureuse de perdre une part de nous-mêmes dans l'environnement que nous quittons. Nos organes des sens jouent un rôle essentiel dans notre perception du monde. Or il n'est pas rare de rencontrer des aveugles ou des sourds capables de nous convaincre de l'existence d'une part de réalité qui échappe aux voyants ou aux entendants. Guérir un sourd ou un aveugle, pour autant que cela soit possible, c'est aussi l'arracher à sa culture, à son univers propre. La dimension humaine du traitement par une prothèse dépasse donc de loin un simple bilan des risques, avantages et inconvénients d'une technique.

L'homme n'est pas un robot répondant à des spécifications particulières. Une personne handicapée n'est pas une jambe paralysée. Par ailleurs, l'âge, le handicap, l'ignorance, le coût sont autant d'excuses pour priver le principal intéressé de la décision qui lui incombe. La possibilité d'interagir avec le système nerveux doit être considérée dans toute la complexité de sa dimension humaine.

En conclusion, nos laboratoires de recherche se préparent à rendre la mobilité, l'audition ou la vue à ceux qui les ont perdues. Tout semble indiquer que le succès est à la portée de l'humanité. La modestie reste toutefois de mise afin que le travail qui reste à accomplir ne soit pas occulté par un triomphalisme naïf. Par ailleurs, les bonnes intentions ne peuvent pas remplacer l'indispensable participation des paralysés, des sourds et des aveugles à cet accomplissement.

Glossaire

Afférent, efférent : se dit de nerfs qui transmettent des signaux respectivement depuis la périphérie (peau, muscles, organes internes) vers le cerveau (nerfs afférents) et inversement (nerfs efférents).

Cortex cérébral : couche externe du cerveau contenant l'essentiel des neurones. Certaines régions du cerveau sont plus ou moins spécialisées : cortex visuel, moteur, sensitif...

Électrode : en médecine, pièce comportant une ou plusieurs surfaces de contact conductrices, destinée à être placée à proximité d'un tissu ou d'un organe afin d'y faire passer un courant électrique.

Implant : en médecine, tissu, organe, pièce ou appareil naturel ou artificiel destiné à être inséré dans l'organisme.

Médullaire : dans le contexte de ce livre, se rapporte à la moelle.

Moelle (épinière): partie du système nerveux située dans la colonne vertébrale. Elle comporte les voies nerveuses qui relient le cerveau aux nerfs périphériques ainsi que des neurones médullaires.

Nerf vague: synonyme de nerf pneumogastrique. Ce nerf trouve son origine dans le tronc cérébral. Il passe par le cou pour rejoindre les viscères.

Prothèse: en médecine, pièce ou appareil implanté ou non destiné à remplacer un tissu ou un organe défectueux.

Rétinite pigmentaire: maladie dégénérative de la rétine entraînant une cécité après de nombreuses années d'évolution progressive.

Tomographie par émission de positons: technique d'imagerie réalisant des images en coupe de certains organes et plus particulièrement du cerveau grâce à l'émission de positons (particules chargées positivement) par des substances radioactives.

Bibliographie

Denis Berthier, *Méditations sur le réel et le virtuel*, L'Harmattan, Paris, 2004, p. 277.

Alain Berthoz, *Le Sens du mouvement*, Odile Jacob, Paris, 1997, p. 345.

Jean-Pierre Changeux, *L'Homme neuronal*, Fayard, Paris, 1983, p. 419.

Jean-Pierre Changeux, *L'Homme de vérité*, Odile Jacob, Paris, 2002, p. 448.

Antonio R. Damasio, *Spinoza avait raison: joie et tristesse, le cerveau des émotions*, Odile Jacob, Paris, 2003, p. 346.

Denis Diderot, *Lettre sur les aveugles à l'usage de ceux qui voient*, Flammarion, coll. « GF », Paris, 1972, p. 233.

Émilie Gillet, « Un pacemaker pour le cerveau », *La Recherche*, n° 374, 2004, p. 42.

David Hubel, *L'Œil, le cerveau et la vision: les étapes cérébrales du traitement visuel*, Pour la Science, Paris, 1994, p. 240.

Israël Rosenfield, *L'Invention de la mémoire*, Flammarion, Paris, coll. « Champs », 1994, p. 224.

Joël de Rosnay, *L'Homme symbiotique: regards sur le troisième millénaire*, Le Seuil, Paris, 1995, nouvelle édition, coll. « Points », 1997, p. 408.

Pierre Vandeginste, « Lueurs d'espoir pour l'œil bionique », *La Recherche*, n° 361, 2003, pp. 64-69.

Liste de sites Internet

http://feswww.fes.cwru.edu/
http://www.advancedbionics.com/
http://www.bionictech.com/
http://www.biotronik.com/
http://www.bostonretinalimplant.org/
http://www.cochlear.com/
http://www.cyberkineticsinc.com/
http://www.cyberonics.com/
http://www.dice.ucl.ac.be/optivip
http://www.elamedical.com/abela.htm
http://www.fda.gov/cdrh/index.html
http://www.finetech-medical.co.uk/index.html
http://www.guidant.com/
http://www.hawking.org.uk/disable/dindex.html
http://www.ibva.com/Gallery/Gallery.htm
http://www.ifess.org/
http://neural.iit.edu/intro.html
http://www.irp.jhu.edu/project/index.htm
http://www.medtronic.com/activa/
http://www.neuralsignals.com/

http://www.neurocontrol.com/
http://www.neurotech.be/
http://www.sigmedics.com/
http://www.suaw.com/accueil.html
http://www.usc.edu/hsc/doheny/

Ce livre fait suite à une conférence qui s'est tenue à la Cité des sciences et de l'industrie le 6 avril 2004.

Achevé d'imprimer sur rotative
par l'Imprimerie Darantiere à Dijon-Quetigny
en novembre 2004

N° d'éditeur : 0204-01/1
N° d'impression : 24-1305
Dépôt légal : novembre 2004

Imprimé en France